Te $\frac{107}{121}$

MÉMOIRE

SUR LE TRAITEMENT

DE LA GOUTTE

ET DES

RHUMATISMES

AIGUS ET CHRONIQUES

PAR

A. D'ANDURAN,

Médecin à la Rochelle.

LA ROCHELLE,

Typ. de A. SIRET, place de la Mairie, 3.

—

1854.

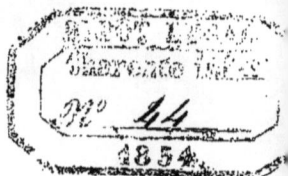

MÉMOIRE

SUR LE TRAITEMENT

DE LA GOUTTE

ET DES

RHUMATISMES

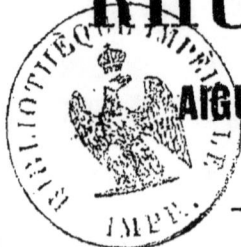

AIGUS ET CHRONIQUES.

Au mois de Décembre 1833, étant étudiant en médecine, nous fûmes atteint d'un rhumatisme goutteux, qui résista pendant trois mois; quelques années plus tard, nous fûmes repris de cette maladie, qui dura encore quelques mois.

En 1838, nous nous fixâmes comme médecin aux environs de la Rochelle; nous pensâmes que la vie active que nous mènerions nous débarrasserait de cette infirmité, ou tout au moins qu'elle la diminuerait beaucoup, mais nous fûmes déçu dans nos espérances; la goutte se con-

1854

firma, et les accès se rapprochèrent de plus en plus. Ce fut alors que désespéré de ne pouvoir obtenir de succès par les méthodes ordinaires, nous nous décidâmes à faire usage des préparations de colchique ; mais ce médicament, quoique nous faisant du bien, était souvent infidèle dans nos accès de goutte ; cela tenait-il aux préparations de colchique qui n'étaient pas les mêmes dans toutes les pharmacies ? ou bien à la mauvaise récolte des bulbes de colchique ? question que nous ne pûmes résoudre. Toutefois, nous nous occupâmes sérieusement de ce remède, et après avoir consulté plusieurs auteurs qui traitent cette question, nous sommes parvenu à composer un vin qui nous a guéri de cette maladie.

Voici ce que dit Henry William sur les préparations de colchique dans le Rhumatisme articulaire et musculaire.

« Une observation de tous les jours nous montre
» combien il y a peu à compter sur les innombrables
» remèdes préconisés contre le rhumatisme chronique,
» c'est-à-dire contre le rhumatisme articulaire et mus-
» culaire non compliqué de fièvres ni d'inflammation.

» Le praticien rencontre partout cette maladie sur
» son chemin, dans les palais comme dans les chau-
» mières ; mais elle sévit surtout dans les classes infé-
» rieures de la société, chez les hommes que leurs
» conditions soumet aux influences de mouvements
» violents, à celles des alternatives du froid et du
» chaud ; ces malheureux sont souvent dépourvus des

» moyens propres à combattre ces causes incessantes
» du rhumatisme chronique, et une fois devenus la proie
» de cette douloureuse infirmité, ils ne trouvent plus
» qu'une vie languissante, sans espoir de guérison ni de
» soulagement, comme sans moyens de pourvoir à leur
» existence et à celle de leurs familles.

» C'est au rhumatisme chronique que l'oracle médi-
» cal du siècle dernier, l'immortel Boërrhave, dut
» devoir tarir la source de tous les agréments de la vie,
» peut-être même celle-ci fut-elle abrégée par la vio-
» lence des souffrances qu'il éprouvait. Plut à Dieu que
» dans les visites qu'il faisait chaque jour dans son jar-
» din de Botanique pour se délasser de ses travaux,
» ses yeux se fussent arrêtés sur les semences de col-
» chique, qui recellent tant de vertus anti-rhumatis-
» males.

» J'ai administré le vin de semences de colchiques
» à vingt cinq malades, la plupart atteints des formes
» les plus rebelles et les plus douloureuses du rhuma-
» tisme chronique, et je dois dire que j'ai été autant
» étonné de la merveilleuse promptitude avec laquelle
» les douleurs étaient enlevées, avec laquelle le calme
» et le sommeil revenaient, que de celles avec laquelle
» le mouvement se rétablissait dans les membres.

» Je dois faire remarquer que je n'ai jamais vu le
» vin de semences de colchique produire sur l'estomac
» ou sur les intestins, les accidents que l'on reproche

» avec tant de raison à la teinture concentrée, ainsi
» qu'à l'infusion des bulbes de colchique. »

Le docteur Fiévée (de Jeunont), chevalier de la Légion-
d'Honneur, membre de l'académie royale de médecine
de Belgique, de la société de pharmacie de Paris, etc.,
s'exprime ainsi au sujet des préparations de colchique
dans la goutte :

« Depuis vingt-quatre ans que nous formulons le
» colchique, des milliers de faits soigneusement étudiés
» sont venus, à nos yeux, constater l'efficacité de ce
» remède, et nous rendre son action aussi sûre, et
» peut-être plus encore que celle de la quinine dans
» les fièvres intermittentes. Comme tous les spécifiques,
» celui-ci agit sur les centres nerveux ; c'est là qu'il re-
» çoit sa destination, et s'irradie par des conducteurs
» qui prennent, pour ainsi dire, de l'organisme leur mot
» d'ordre. »

Plus loin il dit :

« L'action du colchique contre la goutte, et même
» contre l'arthrite rhumatismale, surtout celle dite
» goutteuse, tient du prodige, et rien ne peut suffisam-
» ment expliquer à nos yeux la négligence qu'ont mis
» les médecins à étudier un remède aussi capital.

» Les préparations de colchique n'agissent pas pré-
» ventivement, ou autrement dit ne sont pas prophylac-
» tique. Si la dose n'est pas de nature à surexciter cer-
» taines fonctions, quand on les administre contre les
» accès de goutte, elles n'ont de vertu absolue, qu'au-

» tant qu'elles donnent lieu à des évacuations. C'est par
» le nombre de garde-robes qu'on prononce sur la
» disparition de l'accès ; et le médecin peut à priori
» désigner l'heure où il aura complètement disparu.
» N'est-il pas remarquable, en effet, de voir un goutteux
» immobile, délirant de douleur, partir de son lit à
» la seconde garde-robe, et dédaigner le bâton, dès que
» la cinquième est arrivée.

» Nous pouvons affirmer être le premier en France
» qui l'ayons formulé largement, et en ayons obtenu
» des effets spécifiques absolus dans les maladies gout-
» teuses, sur un nombre immense de malades traités avec
» les préparations de colchique ; jamais nous n'avons eu
» à nous repentir d'avoir employé cette plante éner-
» gique. »

D'après les auteurs que nous avons consultés et les
essais réitérés que nous avons faits sur nous mêmes,
nous sommes parvenus, par la combinaison de plusieurs
substances végétales, à composer un remède à base de
colchique qui détruit comme par enchantement les accès
de goutte les plus forts, et le rhumatisme articulaire et
musculaire le plus rebelle.

Depuis quatre ans que notre vin anti-goutteux est
employé contre la goutte et le rhumatisme, un grand
nombre d'observations sont venues constater l'efficacité
de notre remède, et nous rendre son action aussi sûre
que le sulfate de quinine dans les fièvres intermittentes.

Ce remède du reste est aussi doux qu'efficace et a à peine besoin d'être surveillé.

Ce vin agit comme :

Sudorifique ,
Purgatif,
Diurétique,
Anti-spasmodique ,
Sédatif du cœur ,
Spécifique.

COMME SUDORIFIQUE.

La supression de la sueur étant une des causes principales des affections goutteuses et rhumatismales, nous nous sommes attaché à rendre notre remède essentiellement sudorifique ; pour rétablir la transpiration qui est presque constamment arrêtée chez ces malades. La peau étant un organe doué d'une grande sensibilité et d'une grande étendue , est d'autant plus apte à subir l'influence extérieure des maladies, qu'elle est en contact immédiat avec cette influence. De plus, la peau sert à débarrasser notre corps par la transpiration d'une quantité énorme de matière qui lui serait nuisible. C'est pour cela que le pauvre qui est livré à des travaux fatigants, à peine interrompus par un maigre repas et qui est exposé l'hiver comme l'été à l'influence du soleil, ne cherche pas plus l'ombre quand il marche que quand il travaille ; et quand il s'endort pendant le jour, sa poitrine, son cou et ses bras nus ne craignent pas d'être brunis par le soleil, ce qui donne à sa peau une grande énergie, et la sueur qui l'arrose continuellement le met à l'abri de la goutte.

Le riche au contraire, malgré les étoffes chaudes et moëlleuses qui l'enveloppent, malgré le duvet fin qui l'entoure, transpire très peu, il évite avec soin tout ce qui provoque la sueur. En hiver il ne veut qu'une chaleur douce, agréable ; en été il est avide de fraîcheur, il fuit le soleil, dans des appartements raffraîchis par des arrosements continuels, il boit à la glace, sans réfléchir que la chaleur n'est qu'un ennemi incommode, tandis que la fraîcheur est un ennemi dangereux, qui attire lentement les plus cruelles douleurs. Aussi avons nous fait tous nos efforts pour rendre notre remède imminemment sudorifique pour rétablir cette importante fonction, et nous pouvons dire que nous y sommes parvenu complètement.

COMME PURGATIF.

Les purgatifs ont été de tout temps reconnus utiles par tous les Praticiens, tant pour la goutte fixée aux articulations, que pour la goutte remontée; les mémoires de l'académie de médecine de Vienne en citent un grand nombre d'observations. Morgagni en rapporte une entre autre qui appartient à Albertini. « Un orfèvre, dit-il, » accoutumé à éprouver chaque année une attaque de » goutte, s'étant frotté les pieds plus d'une fois ; à l'ap-

» proche de la maladie, avec du pétrole, l'arrêta, il est
» vrai, mais il éprouva d'autres accès beaucoup plus
» graves, qu'il ne put guérir qu'en rendant par le ventre
» une grande quantité de matière. » Auranti, Monta-
gnana, Ettmüller prescrivaient des lavements fortement
purgatifs. Deux médecins célèbres qui étaient goutteux,
M. Gatinaria et P. Bayri, se sont guéris par les purgatifs.
Le premier, dit : « après avoir pris un purgatif tous les
» mois pendant deux ans et deux minoratifs toutes les
» semaines, je fus guéri. » Le second s'exprime ainsi :
« après avoir éprouvé huit à dix fois les douleurs les
» plus violentes dans toutes les articulations, au point
» que je ne pouvais remuer que la langue, je pris un
» électuaire purgatif, et le lendemain je fus guéri, et je
» pus me promener, essai que je fis deux fois avec le
» même bonheur. Depuis vingt ans je l'ai éprouvé non
» seulement sur moi, mais encore sur une infinité
» d'hommes. »

Cardan cite plusieurs cas de guérison par les purgatifs, entre autre un malade qui était retenu dans son lit
depuis un an et qui depuis cinq mois ne pouvait remuer
les pieds, les bras, ni la tête, sans souffrir des douleurs
horribles. Ses membres étaient durcis comme de la
pierre. Ce malade avait été porté à ce degré extrême,
par l'effet d'onctions qu'on avait pratiquées sur les par-
ties affectées, pendant que le corps n'avait pas été suffi-
samment purgé.

Nous pourrions citer un grand nombre d'auteurs, qui

ont parlé sur l'avantage qu'on peut retirer des purgatifs dans la goutte, mais le cadre restreint de ce mémoire nous en empêche.

COMME DIURÉTIQUE.

Tous les auteurs s'accordent à reconnaître les avantages qu'on peut retirer de l'usage des diurétiques. Barthes, Zimmermann disent que les diurétiques assez actifs peuvent dissiper et évacuer la matière goutteuse ; leur usage est avantageux, et il est surtout bien placé, dans les attaques de gouttes irrégulièrement prolongées, et dans l'état chronique goutteux. Forestier rapporte qu'un homme ne put être guéri que par les diurétiques.

La goutte étant très souvent compliquée de graviers, les diurétiques sont toujours très utiles pour les faires évacuer et en même temps pour guérir la goutte. Voici à ce sujet une observation que rapporte Morgagni. Corneli, cardinal de la Sainte Église Romaine, évêque de Padoue, très sujet non seulement autrefois à des douleurs de gouttes, mais encore à des douleurs de reins, se trouva délivré des douleurs dès qu'il ne se manifesta plus aucuns calculs, par suite de l'administration d'un remède très efficacement diurétique. Il ne se manifesta, pendant un grand nombre d'années, aucun indice d'une affection des reins, quoiqu'il fût en voiture et en poste pour aller vite, etc.

COMME ANTI-SPASMODIQUE.

Les douleurs vives, brûlantes, déchirantes, atroces,

que les goutteux éprouvent, disparaissent promptement par l'action anti-spasmodique de notre remède.

COMME SÉDATIF DU COEUR.

Pendant l'accès la goutte se porte assez souvent sur le cœur, et produit alors des palpitations violentes avec une gêne extrême de la respiration, mais ces symptômes ne sont que passagers, et ne durent que le temps de l'accès. La constitution goutteuse au contraire dispose singulièrement aux hypertrophies du cœur et aux péricardites. Pour combattre ces affections organiques, nous avons associé à notre remède la digitale, qui est un sédatif du cœur par excellence.

COMME SPÉCIFIQUE.

Et si nous nous permettons de nous servir de ce mot, c'est qu'une longue expérience et les résultats les plus heureux quotidiennement obtenus, nous ont acquis la conviction de l'infaillibilité de notre remède. D'après tout ce que nous avons dit sur l'excellence du colchique, il est évident que cet anti-goutteux forme la base de notre préparation ; beaucoup de médecins l'employaient déjà et en obtenaient de bons effets, mais beaucoup aussi ne trouvaient pas les résultats qu'ils en attendaient, soit que la préparation ne fût pas identiquement préparée de la même manière dans toutes les pharmacies, soit que le sujet sur lequel la préparation opérait fût assez attaqué par la maladie pour que le colchique ne donnât pas, employé seul, des résultats attendus.

La goutte est le plus généralement suivie de complications qui affectent plus ou moins gravement les reins ; il se présente encore des hypertrophies, et des péricardites, conséquence presque inévitable de la goutte ; le colchiqne n'agissait pas toujours sur ces complications ; il fallait donc trouver une combinaison qui, tout en attaquant vigoureusement le siège du mal, ait également une action directe sur les différents symptômes qui affectent les organes des goutteux. C'est cette combinaison que nous croyons avoir trouvée. Notre vin anti-goutteux est à la fois sudorifique, purgatif, diurétique, anti-spasmodique, sédatif du cœur, et, nous le répétons, spécifique. Après de nombreux essais faits sur nous mêmes, nous nous sommes décidés à l'employer ; et les nombreuses attestations que nous possédons, nous ont convaincu que nous avions enfin atteint le but de nos recherches. C'est pénétré de cette idée que nous prions nos confrères à nous aider de leurs concours, en se servant d'un remède qui produit les bons effets, inutilement cherchés jusqu'à présent, dans le traitement de cette douloureuse maladie.

MODE D'ADMINISTRATION.

Aussitôt que les premiers symptômes de goutte se manifestent, il faut que le malade commence par prendre une cuillerée à café (4 gram. environ) matin et soir, dans une tase d'infusion aromatique , telles que thé, tilleul, bourrache, ou menthe, au gré du malade, toujours trois heures après avoir mangé. Si au bout de trois à quatre jours le malade n'allait pas trois à quatre fois à la selle, il augmenterait d'une demi cuillerée à café le soir seulement, et ce n'est que s'il n'obtenait pas l'effet désiré , qu'il augmenterait encore d'une demi cuillerée à café le matin et le soir , ce qui ferait en tout trois cuillerées à café par jour. Si à cette dose le malade allait plus de quatre à cinq fois par jour à la selle, il reviendrait à la première dose , qui est d'une cuillerée à café matin et soir.

Lorsque les douleurs sont disparues, le malade prendra encore une cuillerée à café tous les soirs, pendant huit à dix jours. Il arrive quelquefois que si on suspend brusquement l'administration du remède , les douleurs reparaissent, ceci n'est pas la faute du remède, mais bien le traitement qui est vicieux. En effet le sulfate de quinine , qui est un spécifique assuré contre les fièvres , ne demande-t-il pas à être continué après la cessation de l'accès , si on ne veut s'exposer au retour à peu près certain de la fièvre intermittente. Il en est de même de notre remède contre la goutte.

Pendant le traitement il n'est pas nécessaire de s'assujettir à aucun régime particulier , l'alimentation doit être modérée mais sans privation. On aura seulement le soin de se couvrir chaudement pour favoriser la transpiration que ce remède provoque.

*HYGIÈNE DES GOUTTEUX pour prévenir et guérir
cette maladie.*

Comme le défaut de transpiration est la cause prin-
cipale de cette maladie , nous ne saurions trop recom-
mander aux goutteux et aux personnes atteintes de
rhumatismes articulaire et musculaire de surveiller l'action de la peau qui sert par la transpiration à débarrasser
notre corps d'une quantité énorme de matières qui lui
seraient nuisibles. Sans vouloir donner la composition
chimique de la sueur , nous dirons seulement qu'on y a
reconnu la présence des aides acétique et carbonique ,
et du sel de cuisine, etc. Il est évident que quand la
transpiration n'a pas lieu , toutes les matières restent
dans le corps pour se mêler dans le sang , qui contient
une substance semblable au blanc d'œuf , qui s'épaissit
par la présence d'une trop grande quantité d'acides et de
sels, et forme un dépôt, qui va se déposer dans les articulations pour former des nodosités.

Les goutteux devront donc faire un exercice modéré
pour activer la transpiration , habiter autant que possible
des maisons aérées et sans humidité , éviter les brouil-
lards, porter de la laine sur le corps.

La propreté de la peau étant indispensable, on devra
prendre souvent des bains ; on se trouvera très bien d'y
ajouter deux kilog. de sel de cuisine , qui a la propriété
d'activer l'action électrique de la peau, et de la nettoyer
convenablement.

Les aliments doivent être substantiels et pris en petites

quantité et souvent, pour ne pas fatiguer l'estomac.
L'usage du thé, tilleul, et un léger café sans spiritueux
convient pour activer la transpiration.

En suivant rigoureusement ces soins hygiéniques et
en faisant usage d'une cuillerée à café matin et soir pendant quelques jours, de notre vin anti-goutteux aussitôt
l'imminence d'une crise, c'est-à-dire dès l'apparition de
quelques uns de ces symptômes qui trompent rarement
un goutteux, cela suffira pour prévenir l'arrivée de
l'accès.

Les goutteux devront même, sans attendre les premiers symptômes de la maladie, en automne et en hiver,
saisons qui prédisposent aux affections goutteuses et
rhumatismales, prendre pendant trois ou quatre jours,
le soir en se couchant, une cuillerée à café de notre vin
anti-goutteux. Les goutteux verront par cette médication
disparaître peu à peu cette maladie.

Le traitement du rhumatisme articulaire et musculaire diffère peu; il demande seulement à être continué
plus longtemps.

Nous donnons ci-joint la copie d'une partie des nombreuses attestations que nous avons en main, croyant
inutile de les donner toutes.

Monsieur d'Anduran,

Permettez que je vous témoigne ma vive reconnaissance pour les bons effets que je ressens de l'usage de votre vin anti-goutteux dont vous êtes l'auteur. Je dois vous dire que depuis plus de six mois, j'éprouvais des souffrances continuelles par suite d'une attaque de rhumatisme goutteux. Je désespérais de ma guérison, lorsque j'eus l'heureuse idée de prendre de votre vin. Quatorze doses, prises en sept jours, ont été suffisantes pour m'ôter toutes douleurs ; je ne boîte plus, j'ai un excellent appétit, et toutes les fonctions se faisant bien, je ne doute plus qu'en suivant encore quelque temps votre traitement, je n'arrive à une parfaite guérison.

Agréez, Monsieur, les remerciements, etc.

Signé : CADET, Lieutenant au 4me de ligne.

———

Monsieur,

Depuis plus de quinze ans que je suis atteint de la goutte, je menais une vie languissante et malheureuse ; j'étais la moitié du temps étendu sur mon lit, en proie aux douleurs les plus atroces; j'ai passé les années 1851 et 1852 sur mon lit ou assis dans mon fauteuil, sans pouvoir marcher ni remuer, et lorsque la goutte se plaçait sur les organes internes, j'étais pris d'étouffements qui faisaient craindre à ma famille une mort imminente. Les articulations des pieds, des genoux et des doigts sont couvertes de grosseurs énormes. J'ai fait usage, notamment dans les années 1851 et 1852, de tous les anti-goutteux connus jusqu'à ce jour , sans succès ; le seul avantage que j'en retirais était une légère diminution dans mes douleurs, mais le gonflement durait longtemps encore. Le dernier anti-goutteux dont j'ai fait usage était en pilules , il me fatiguait beaucoup l'estomac. Ayant appris , Monsieur , que vous aviez composé un vin anti-goutteux , avec lequel vous vous étiez guéri d'un rhumatisme goutteux , et qu'un grand nombre de personnes, de la Rochelle , s'en étaient servis avec le plus grand succès , je me suis décidé dans le commencement de l'année 1853 à en faire usage. Je l'ai pris comme vous l'indiquez , une cuillerée à café , matin et soir , dans une tasse d'infusion aromatique. A ma grande surprise, après vingt-quatre heures de l'usage de ce vin, mes douleurs se sont calmées, l'appétit est revenu , ainsi que les forces et la gaîté , et depuis cette époque je puis vaquer à mes occupations.

Maintenant , lorsque je sens quelques douleurs , il me suffit d'en prendre trois ou quatre cuillerées à café , et l'accès s'arrête instantanément.

La Rochelle , le 1er Août 1854.

Signé: GAZEAU, Propriétaire.

———————

Je soussigné , Claude Barrault, propriétaire, demeurant à la Rochelle, atteste par le présent, à qui il appartiendra, que depuis que je fais usage du vin anti-goutteux composé par M. d'Anduran , médecin à la Rochelle , je me suis trouvé on ne peut plus soulagé de ce remède, pour arrêter les douleurs de goutte instantanément , et que son remède est de beaucoup supérieur à tous ceux que j'ai pris jusqu'à présent, tels que pilules Lartigue , et sirop de Boubée. Et je désire de tout cœur que ce remède prenne de la publicité , afin de soulager les malheureux qui sont atteints de cette cruelle maladie. J'offre mes remerciements, à M. d'Anduran , pour le bien qu'il m'a fait, en me vendant une demi-bouteille de son remède.

La Rochelle, le 7 Août 1854.

Signé : BARRAULT , Propriétaire.

Monsieur,

Au mois de janvier 1854 , j'étais atteint d'un rhumamatisme goutteux qui était fixé dans les articulations des pieds, des mains, des genoux , en un mot, à toutes les articulations; j'éprouvais des douleurs très fortes qui m'empêchaient de faire le moindre mouvement dans mon lit ; cet état de chose a duré plus d'un mois, malgré le traitement énergique qui avait été employé. J'entendis parler du vin anti-goutteux et anti-rhumatismal, que vous avez composé , je me décidais à l'employer , je ne fus pas peu surpris de voir qu'au bout de deux ou trois jours, les douleurs diminuaient ainsi que le gonflement des articulations, et qu'en continuant l'usage de votre vin encore quelque temps, je fus guéri de cette cruelle maladie.

L'usage de ce vin ne me fatiguait pas du tout, il me faisait aller à la selle seulement, deux ou trois fois par jour.

La Rochelle, le 1er Juin 1854.

Signé: ROUX, Agent-Voyer, à la Rochelle.

Monsieur,

Aussitôt mon arrivée de route, j'ai trouvé chez moi une lettre venant de votre maison, pour me demander le résultat du vin anti-goutteux dont j'ai fait usage pour ma goutte. Je suis tellement content de votre vin, que je viens vous prier de m'en envoyer un autre flacon, parce que celui que j'ai pris est fini.

Hier, 24 courant, j'ai été pris par cette cruelle maladie; j'ai eu recours aussitôt à votre vin, qui m'a guéri en me purgeant.

Marans, le 25 Août 1854.

Signé: GUICHARD, Maître de Poste.

Je déclare avoir fait usage du vin de Colchique pour la goutte, et m'en trouve parfaitement bien; il est préférable aux pilules Lartigue et au sirop de Boubée, dont j'ai fait usage longtemps. Ce vin que j'ai employé est délicieux à prendre et ne coûte pas trop cher; les malheureux peuvent en prendre. Ce vin est composé par M. d'Anduran, médecin.

La Rochelle, le 1er Juin 1854.

> *Signé :* GUERRY, Préparateur d'objets d'histoire naturelle , au cabinet de la Rochelle.

Monsieur,

Je viens vous prier de donner au porteur de la présente, un autre flacon de votre vin anti-goutteux dont je veux faire usage encore par précaution.

Je profite de cette occasion pour rendre hommage à la bonté du Spécifique contre la goutte que vous avez composé. Je n'ai pas besoin de vous dire les souffrances atroces que je supportais et l'impossibilité où j'étais de vaquer à mes occupations. J'avais essayé tous les anti-goutteux connus jusqu'à ce jour, sans succès; il n'y a que votre vin qui ait pu me délivrer de cette cruelle maladie.

Je vous salue, Monsieur, etc.

La Rochelle, le 1er avril 1854.

> *Signé :* LAVERSENNE, Propriétaire.

Monsieur d'Anduran,

Depuis huit ans que je suis atteint de la goutte, et pour laquelle j'ai fait usage de tous les remèdes réputés infaillibles pour guérir cette cruelle maladie, je n'ai pu obtenir aucun résultat ; au contraire, le mal empirait toujours. Il y a dix-huit mois, un de mes amis vint me voir au moment où j'étais atteint de cette maladie, il me parla du vin anti-goutteux et anti-rhumatismal que vous avez composé ; il me dit qu'il avait soulagé plusieurs personnes de la Rochelle ; je me suis décidé à en faire usage, et depuis ce moment je me trouve très-bien ; quelquefois cependant j'ai quelques petites attaques qui sont aussitôt détruites par l'usage de votre vin.

Je vous prie, Monsieur, de m'en envoyer un autre flacon, parce que celui que j'ai pris il y a dix-huit mois est fini.

J'ai l'honneur, etc.

Signé : JALLAYS, Propriétaire.

◆

Je soussigné, atteste que depuis que j'ai fait usage du Vin de Colchique de M. d'Anduran, médecin à la Rochelle, je me trouve beaucoup plus soulagé que par tous les remèdes que j'ai employés précédemment pour la goutte rhumatismale dont je suis atteint depuis plus de dix ans. Ce médicament, pris au début, arrête instantanément le mal, et employé dans le plus fort de l'accès, le dissipe promptement. Je crois qu'en suivant le mode d'administration prescrit par M. d'Anduran, et une alimentation modérée, on pourrait, sinon se guérir radicalement d'une goutte chronique, du moins éloigner pour longtemps l'accès de cette si cruelle maladie.

Marans, le 25 septembre 1854.

Signé : JACOB, ex-huissier.

———

Mon cher Docteur,

Je regrette vivement d'avoir oublié sur ma cheminée, à la Rochelle, le peu de Vin anti-goutteux qui me restait de la dernière bouteille que vous m'avez fournie, car je n'ai pas trouvé ici aucun remède aussi efficace que le vôtre.

Devant rentrer sous peu à la Rochelle, veuillez, mon cher Docteur, me confectionner une bouteille de votre Vin anti-goutteux, pour que je puisse en faire usage à mon arrivée.

Agréez mes salutations, etc.

Calais, le

Signé : MICHALET

Officier de campement, au camp du Nord.

Monsieur ,

Je suis heureux de pouvoir vous dire que l'usage que je fais , depuis plus d'un an , du vin anti-goutteux et anti-rhumatismal que vous avez composé, m'a fait beaucoup de bien dans mes accès de goutte, et que l'action ne s'est jamais démentie. Il me suffit de prendre une cuillerée à café de votre remède, matin et soir, dans une tasse de thé, pour voir disparaître , au bout de deux ou trois jours, l'accès de goutte le plus fort.

Voilà plusieurs années que je suis atteint de cette maladie, et aucun anti-goutteux ne m'avait procuré un soulagement aussi prompt que le vôtre. L'avantage qu'il y a de faire usage de votre médicament, c'est qu'il ne fatigue pas, et qu'il n'empêche pas de sortir.

J'ai l'honneur , Monsieur, etc.

La Rochelle , le 15 Septembre 1854.

Aimé GATAU.

Monsieur ,

J'étais atteint d'un rhumatisme chronique dit lombago, tous les mois ces douleurs me prenaient et me duraient de 25 jours à 7 semaines, et m'empêchaient de sortir ; il y a environ un mois que je voulus essayer de votre Vin anti-goutteux et anti-rhumatismal, que vous avez composé et dont j'avais entendu parler.

Je suis heureux, Monsieur, de pouvoir vous annoncer qu'à la troisième cuillerée à café de votre remède, les douleurs étaient presque passées et que je pouvais me relever, et quelques jours après, en le continuant, je me trouvais tout-à-fait mieux.

J'ai bien l'honneur, Monsieur, etc.

La Rochelle, le 15 Octobre 1854.

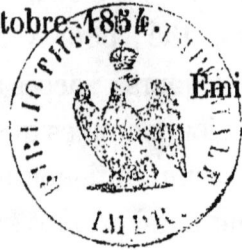

Émile GATAU.

La Rochelle, Typ. de A. SIRET.

/

www.ingramcontent.com/pod-product-compliance
Lightning Source LLC
Chambersburg PA
CBHW060530200326
41520CB00017B/5195